AF467437

CONTRIBUTION A L'HISTOIRE

DU

DIABÈTE GOUTTEUX

RELATION DE QUELQUES CAS DE GLYCOSURIE ARTHRITIQUE
OBSERVÉS A CONTREXÉVILLE EN 1875.

PAR

LE Dr J. BRONGNIART,

Ancien interne des hôpitaux de Paris,
Membre de la Société d'hydrologie médicale de Paris,
De la Société des sciences médicales de Gannat,
Médecin consultant à Contrexéville.

PARIS
V. ADRIEN DELAHAYE ET Cie, LIBRAIRES-ÉDITEURS
PLACE DE L'ÉCOLE-DE-MÉDECINE.

1876

Td 118
90

CONTRIBUTION A L'HISTOIRE

DU

DIABÈTE GOUTTEUX

RELATION DE QUELQUES CAS DE GLYCOSURIE ARTHRITIQUE
OBSERVÉS A CONTREXÉVILLE EN 1875.

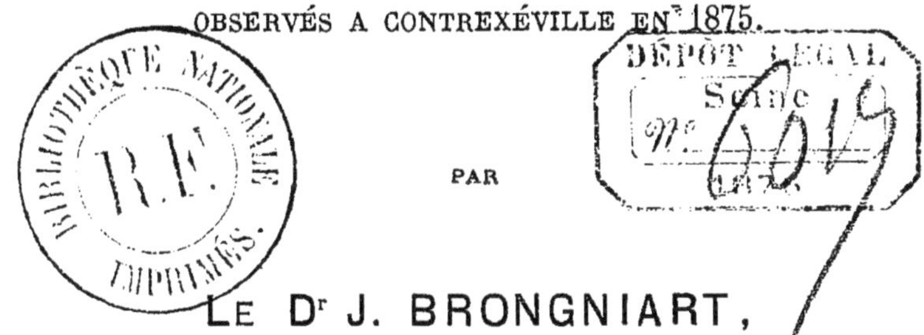

PAR

LE Dr J. BRONGNIART,

Ancien interne des hôpitaux de Paris,
Membre de la Société d'hydrologie médicale de Paris,
De la Société des sciences médicales de Gannat,
Médecin consultant à Contrexéville.

PARIS
V. ADRIEN DELAHAYE ET Cie, LIBRAIRES-ÉDITEURS
PLACE DE L'ÉCOLE-DE-MÉDECINE.

1876

Td 118 90

CONTRIBUTION A L'HISTOIRE

DU

DIABÈTE GOUTTEUX

Tous les auteurs qui, depuis quelques années, se sont occupés du diabète ou de la goutte, ont signalé la coïncidence plus ou moins fréquente de ces deux affections et établi un certain rapport entre elles. Dès 1828, Stosch de Berlin, décrivait sous le nom de diabète métastatique les accidents glycosuriques qui succèdent quelquefois à la goutte articulaire, et Naumann, quelques années plus tard, regardait la goutte comme une des causes possibles du diabète secondaire.

En 1841, le professeur Bouchardat posait en principe que l'acide urique existe en général en plus grande quantité dans les urines des glycosuriques que dans celles des personnes en santé, ce qui les expose à la gravelle et à la pierre, plutôt qu'à la goutte parce que cet acide urique, au lieu de s'accumuler dans le sang des diabétiques, est éliminé par les urines. Vers la même époque, Prout faisait remarquer qu'on observe souvent la coïncidence du diabète avec la goutte articuaire ou avec la gravelle; d'après lui, cette glycosurie, qui apparaît surtout chez les individus obèses et d'un âge mûr, passe souvent inaperçue à son début jusqu'au moment où la soif et le polyurie attirent l'attention du du médecin. PROUT croit ce diabète susceptible d'amener des complications aussi sérieuses que celui qui se montre d'emblée sans succéder à la goutte.

Un de nos maîtres, dont le nom doit être cité au premier rang, chaque fois qu'on s'occupe d'une maladie exerçant une action quelconque sur la composition des urines et les fonctions rénales, RAYER, avait depuis longtemps attiré l'attention sur les relations intimes qui existent entre la gravelle, la goutte et le diabète, lorsqu'en 1844 le Dr CONTOUR, élève de MARTIN-SOLON, insista à son tour sur l'excès d'acide urique observé dans quelques urines diabétiques.

Depuis cette époque, les leçons du professeur CLAUDE BERNARD, les publications de MARCHAL de CALVI, et de DURAND-FARDEL, les remarquables leçons que le professeur CHARCOT a consacrées à l'étude de la goutte dans son *Traité des maladies des vieillards*, les notes qu'il a ajoutées au *Traité de la goutte de Garrod*, ont vulgarisé parmi nous cette vérité qui n'a rencontré jusqu'ici presque aucun contradicteur. Voici cependant ce que dit, à ce sujet, le Dr BROUARDEL dans son excellente *Etude critique des diverses médications employées contre le diabète sucré.* « On a voulu établir une autre forme de « diabète, le diabète goutteux : M. CL. BERNARD invoque « à l'appui de cette distinction l'expérience de RAYER. « — TROUSSEAU rapporte le fait sans le critiquer, mais n'a- « joute rien à cette assertion. — M. GALTIER-BOISSIÈRE a « eu l'obligeance de me communiquer sur ce point le « résultat de sa pratique. Pour lui, sur cent goutteux

« environ, il n'a rencontré la glycosurie que sept ou huit « fois et cela pendant l'accès de goutte; la glycosurie « était passagère. Il a noté que, dans ces cas, les urines « ne laissaient déposer ni urates, ni acide urique. Une « seule fois est survenu, après des accès de goutte mul- « tiples, un diabète persistant. Le malade, qui fut traité « aussi par M. PIDOUX, succomba à une phthisie très- « rapide. L'expérience n'a donc pas montré à M. GALTIER- « BOISSIÈRE, ainsi que le lui prête M. MARCHAL DE CALVI, « que la majorité des goutteux soient atteints de gly- « cosurie.

« Il serait, je crois, prématuré de faire une forme cli- « nique du diabète goutteux. Mais le développement du « diabète chez un goutteux donnera certainement lieu à « des indications thérapeutiques spéciales. »

La question est assez importante, pour que tous les médecins qui ont observé des faits pouvant confirmer ou infirmer l'idée d'une relation intime entre la goutte et le iabète doivent les faire connaître, aussi n'ai-je pas hésité à soumettre à votre appréciation les quelques observations que j'ai recueillies à Contrexéville pendant la dernière saison. Après avoir rapporté succinctement l'histoire de ces quelques malades, j'essaierai de montrer que les données physiologiques actuelles permettent de rattacher aux mêmes causes générales l'uricémie et la glycoémie; le premier de ces états dyscrasiques amenant à sa suite la goutte, la gravelle ou certaines affections de la peau et des muqueuses; le second la glycosurie soit passagère (observations III, IV et V), soit permanente et alors désignée plus particulièrement sous le nom de diabète (observations I, II et VI).

OBSERVATION I.

Arthritis; migraines : affection articulaire aiguë et généralisée, faisant disparaître les migraines ; colique néphrétique ; sciatique ; amaigrissement, soif et polyurie depuis trois ans ; douleurs goutteuses aux pieds et aux mains ; glycosurie constatée en 1875 ; grande amélioration par les eaux de Contrexéville.

M. l'abbé R., âgé de 59 ans, curé dans la Haute-Marne, arrivé à Contrexéville dans les premiers jours de juin 1875, vient me consulter seulement le 10 juin, après avoir commencé son traitement sans direction médicale. L'heure était trop avancée pour que je pusse l'interroger et l'examiner à loisir ; je le priai de m'apporter le lendemain matin les urines rendues au moment de son lever et de revenir me voir dans l'après-midi. Voici le résultat de la première analyse des urines du 11 juin.

Densité 1030. Réaction acide, urines limpides et très-pâles, pas d'albumine, elles réduisent la liqueur de Fehling, donnent par la chaux et par la potasse, une coloration brune très-foncée, et une coloration noire intense par la potasse et le sous-nitrate de bismuth ; par conséquent, la présence de la glycose y est très-évidente.

Je ne revis M. l'abbé R. que le 12 juin et voici ce qu'il me raconta : Son père, très-rhumatisant dès sa jeunesse, a été, vers la fin de sa vie, affecté de rhumatisme goutteux caractérisé par des tophus autour des petites articulations des pieds et des mains.

Très-bien portant jusqu'à l'âge de 29 ans, M. l'abbé R. eut, à cette époque, des migraines très-violentes qui le faisaient cruellement souffrir et qui, pendant six ans, revinrent une ou deux fois par mois.

A 35 ans, sans cause aucune, survient une affection articulaire aiguë qui commence par les épaules, passe dans les genoux et finit par envahir toutes les jointures. La fièvre est modérée, mais la douleur est telle que le poids des couvertures ne peut être supporté.

Après une rémission de quelques jours, récidive de l'arthrite généralisée, qui débute cette fois par les mains, prend successivement toutes les articulations précédemment envahies et en plus celles de la colonne vertébrale. Les genoux et les talons ont été le siége des plus vives douleurs; pendant cette crise, qui a duré dix semaines, plusieurs saignées ont été faites et ont fourni, chaque fois, un sang très couenneux. Les sueurs ont été profuses pendant la période aiguë et ont continué, en s'amoindrissant, pendant environ un an, surtout la nuit.

Les migraines qui torturaient l'abbé R. depuis six ans, disparaissent entièrement pendant la crise articulaire et n'ont jamais reparu depuis.

La santé se maintient bonne pendant une dizaine d'années, et l'embonpoint devient considérable, avec un peu de tendance à la lourdeur de tête et à l'assoupissement après les repas.

A 45 ans émission d'un gravier gros comme un grain de blé, sans colique néphrétique préalable. A 47 ans, une colique néphrétique très-violente, accompagnée de vomissements et soulagée par une saignée, dure 24 heures, sans amener autre chose qu'une émission abondante de sables rouges. A cette crise néphrétique, succède une sensibilité habituelle de la région des reins. Atténuée par une première saison à Contrexéville, cette douleur disparaît entièrement après une seconde saison (peut-être un gravier a-t-il été rendu à l'insu du malade ?); sur ces entrefaites quelques douleurs de sciatique de peu de durée.

Il y a trois ans, sans aucun motif apparent, M. l'abbé R., dont la santé était bien rétablie, dont l'appétit était bon, sans être vorace, commença à maigrir, en même temps que survenait une soif intense et une sécheresse habituelle de la gorge. Les besoins d'uriner devinrent fréquents et impérieux ; ces différents symptômes n'inspirèrent aucune inquiétude à M. l'abbé R., car ses forces restaient les mêmes, et il trouvait sa tête plus libre qu'avant l'amaigrissement.

Cependant en 1874, quelques douleurs articulaires ayant reparu dans les orteils et dans les doigts des mains, avec rougeur et gonflement, M. l'abbé R. se décide à revenir en 1875, à Contrexéville, où il ne me consulte que sur l'insistance de quelques amis, frappés de son changement et de son amaigrissement.

Actuellement, 12 juin, je constate que l'amaigrissement n'est que relatif; les masses musculaires sont bien conservées, il n'y a pas d'affaiblissement de la vue, mais seulement de la presbytie due à l'âge, pas de carie ni de névralgie dentaires, pas d'érythème du prépuce, aucune éruption à la peau, la poitrine et le cœur fonctionnent régulièrement, mais le teint est pâle, mat et la physionomie est fatiguée, l'appétit est normal, la soif est vive, les besoins d'uriner sont fréquents et impérieux surtout la nuit, pendant laquelle l'abbé R. remplit entièrement son vase. Cependant depuis qu'il a commencé sa cure d'eau de Contrexéville, il a moins soif et urine moins la nuit.

Voulant savoir la proportion exacte de glycose contenue dans ses urines, j'engage M. l'abbé R. à ne pas boire d'eau minérale le lendemain et à recueillir, les urines rendues pendant 24 heures ; suivant le précepte de BOUCHARDAT, les urines rendues au réveil, le matin du jour où commence l'expérience, ne seront pas gardées, tandis qu'on gardera celles rendues le matin du jour où les 24 heures finissent.

Du 13 juin matin, au 14 juin matin, 2 litres seulement d'urine ont été rendus. *Densité* 1032. Réaction acide, mêmes caractères physiques et chimiques que la surveille. En dosant la glycose, à l'aide d'une éprouvette graduée et d'une liqueur titrée de Fehling, je trouve 39 gr. de glycose par litre, soit 78 gr. dans les 24 heures ; léger dépôt d'acide urique et de cellules épithéliales. Désireux de juger de l'effet du traitement hydrominéral employé seul, je ne fais rien changer au régime alimentaire de l'abbé R. qui se borne à boire de l'eau du Pavillon à doses progressivement croissantes et à prendre, tous les jours, une douche générale froide d'une minute au plus.

Examen des urines des 24 heures du 25 au 26 juin : Quantité rendue : 1.750 gr. Densité 1025. Réaction acide ; la coloration par la chaux et la potasse est beaucoup moins foncée que lors des premiers examens. Le dosage par la liqueur de Fehling, donne 21 gr. 50 c. par litre, soit 37 gr. 50 c. dans le 24 heures.

Ainsi, en douze jours, la proportion de glycose avait diminué de moitié, sous la seule influence du traitement hydrominéral, chez un malade atteint vraisemblablement de diabète depuis trois ans et qui n'avait suivi aucun traitement. La soif et les besoins fréquents d'uriner avaient entièrement disparu.

J'engageai M. l'abbé R. à se soumettre, une fois rentré chez lui, au régime préconisé par le professeur

Bouchardat, et j'insistai beaucoup sur la nécessité de faire de l'exercice, considérant l'insuffisance du mouvement musculaire chez l'abbé R.., comme le point de départ de sa glycosurie. J'ai su depuis, que l'amélioration commencée à Contrexéville s'était accentuée sous l'influence du régime prescrit et de l'eau du Pavillon prise de temps en temps.

Observation II.

Double hérédité goutteuse dans la ligne paternelle et maternelle; névralgies faciales; eczéma anal et hémorrhoïdes; palpitations légères et dyspnée; quelques douleurs lancinantes dans les orteils; crampes dans les mollets; plusieurs coliques néphrétiques depuis 1874; à la suite grand affaiblissement musculaire; soif vive et polyurie; affaiblissement de la vue; glycosurie constatée en 1875.

M. C..., âgé de 49 ans, est grand, fortement charpenté, d'apparence pléthorique, et a le teint très-coloré.

Son grand-père paternel était très-goutteux; il est mort dans un âge avancé, sa goutte étant toujours restée articulaire. Son père, goutteux et asthmatique, a succombé, âgé de 53 ans, à une affection dyspnéique, probablement causée par une maladie du cœur.

Son grand-père maternel était goutteux; sa mère, qui avait toujours paru bien portante, est morte jeune encore, de la rupture subite d'un anévrysme. Tels sont les antécédents héréditaires de M. C..., qui doué d'une grande activité, habitant presque toute l'année la campagne, faisant de grandes courses à pied dans les montagnes, s'est très-bien porté jusqu'à l'âge de 40 ans. Les seules indispositions qu'il se rappelle avoir eues jusqu'à cet âge, étaient des courbatures et du lumbago.

Il y a sept ou huit ans, survint un peu de congestion hémorrhoïdaire, avec flux sanguin quelquefois remplacé par un suintement muqueux. Vers la même époque et sous l'influence des hémorrhoïdes, se développa, à la marge de l'anus, un eczéma accompagné de démangeaisons très-pénibles.

A plusieurs reprises, depuis cinq ou six ans, on a dû recourir au sulfate de quinine pour combattre des névralgies faciales rebelles à l'action des narcotiques.

L'estomac est généralement bon, l'appétit vif, mais l'intestin est très-impressionnable; le moindre écart de régime amène de la diarrhée et normalement il y a 3 ou 4 selles par jour.

Depuis ces dernières années, sans avoir eu de vraies attaques de goutte, M. C... a éprouvé dans les orteils des douleurs lancinantes, sans rougeur ni gonflement. Quelques palpitations et un peu d'oppression, surtout en montant, sont survenues à la même époque, et M. C... a dû renoncer presque complètement aux grandes promenades qu'il faisait dans la montagne.

La miction a toujours été facile, et jusqu'à l'année dernière, elle était normale comme fréquence et comme quantité.

Au mois de juillet 1874, étant en voyage, M. C... tomba malade; après quelques jours de malaises, de courbatures, de douleurs dans les reins et les cuisses, explosion subite d'une crise néphrétique qui dure trois jours avec quelques rares rémissions. La douleur était fixée du côté gauche en arrière, avec retentissement dans le testicule gauche rétracté et nausées sans vomissements. Après un vomitif destiné à faire cesser l'état nauséeux, la douleur se déplace, parcourt rapidement le trajet de l'uretère et le gravier est expulsé à la fin du troisième jour. Il était rouge, gros comme un petit pois et composé d'acide urique et d'urate d'ammoniaque.

Après cette crise douloureuse et prolongée, l'état général reste mauvais. La lassitude et la faiblesse musculaire augmentent; somnolence après les repas et dans leur intervalle. La bouche devient sèche, la soif très-vive; les urines très-abondantes sont habituellement pâles et limpides; quelquefois elles se troublent par le refroidissement. Les besoins d'uriner sont très-impérieux et fréquents, surtout la nuit. Ces symptômes durent un certain temps, puis disparaissent pour se reproduire après chaque colique néphrétique, c'est-à-dire quatre ou cinq fois depuis un an. Les dernières coliques ont été moins fortes et moins longues que la première, mais les malaises et l'affaiblissement consécutifs ont plutôt augmenté.

Actuellement 16 juillet 1875, il existe un peu de sensibilité dans la région rénale gauche. La poitrine est parfaitement saine, les bruits du cœur sont sourds mais sans irrégularité ni souffle. La bouche est sèche, la salive est visqueuse mais pas acide; les dents sont saines; la vue est affaiblie, les paupières sont rouges et gonflées.

Examen des urines du matin, 17 juin : Densité 1036 ; Réaction acide, dépôt très-abondant rosé d'urate amorphe de soude, disparaissant entièrement lorsqu'on chauffe les urines; par l'ébullition avec la chaux et avec la potasse, coloration d'un brun de caramel très-foncé. Réduction de la liqueur de Fehling ; coloration noire obtenue par l'ébullition avec la potasse et le bismuth.

Pensant que le voyage pouvait être pour quelque chose dans l'état des urines, je procède à un nouvel examen sur celles du 18 juin : Densité 1033; dépôt très-abondant d'urate de soude; mêmes réactions chimiques que la veille.

Ne voulant pas effrayer Mme C..., qui accompagne son mari et qu'une grossesse rend très-impressionnable, je ne parle pas à M. C... de la glycose que j'ai trouvée dans ses urines; je n'ai pas pu, par conséquent, doser le sucre rendu dans les vingt-quatre heures. Mais j'ai examiné fréquemment les urines pour juger, par leur densité et la coloration avec les réactifs, de l'amélioration progressive du malade.

23 juin. Densité 1028. Réaction acide ; la coloration brune obtenue par la potasse diminue d'intensité, elle est maintenant acajou foncé. Le dépôt n'est plus constitué par de l'urate amorphe de soude, mais par des cristaux d'acide urique, épais et réguliers, réunis en dépôt condensé, rouge.

Le 29. Densité 1025. Réaction acide ; coloration acajou clair par la potasse; dépôt cristallin abondant, jaune clair, formé de cristaux d'acide urique et de cristaux octaédriques d'oxalate de chaux.

6 juillet. Densité 1025. Réaction acide; urines de couleur normale. Par la potasse il n'y a plus de coloration brune, mais seulement une coloration ambrée très-légère ; par le bismuth et la potasse coloration grise, au lieu de la couleur noire des premiers jours. La liqueur de Fehling est toujours réduite. Dépôt abondant blanc, nuageux, floconneux, piqueté de rouge, formé de cristaux octaédriques d'oxalate de chaux et de quelques rares cristaux d'acide urique.

Le traitement de M. C... a été parfaitement supporté; il a consisté en douches quotidiennes, données tièdes sur les reins pendant quatre ou cinq minutes, suivies d'une légère douche générale froide d'une minute au plus. En augmentant progressivement le nombre de ses verres d'eau, M. C... a bu, pendant une huitaine de jours, un maximum de 12 verres, c'est-à-dire environ 4 litres, d'eau du Pavillon, qui l'ont fait beaucoup uriner et ont amené plusieurs selles diarrhéiques tous les matins. Les besoins d'uriner la nuit, la sécheresse de la bouche, la soif et la faiblesse musculaire ont absolument disparu. L'appétit a augmenté, mais c'est un appétit légitime, motivé par l'exercice fait toute la journée au grand air.

Avant le départ de M. C..., j'avais écrit à son médecin pour le mettre au courant de l'état de son client, qui réclamait évidemment un régime sévère sous peine de rechute.

Au mois d'octobre, j'ai eu l'occasion de revoir M. C..., qui m'a dit qu'il avait continué à se très-bien porter depuis son départ de Contrexéville. Il se sait glycosurique et suit assez régulièrement un régime dont il comprend l'importance. Néanmoins il paraît qu'il y a encore des traces de sucre dans ses urines.

Observation III.

Asthme chez le père; coliques néphrétiques chez les frère et sœur; épistaxis, migraines, hémorrhoïdes; coliques néphrétiques; quelques douleurs de goutte; obésité; glycosurie constatée en 1875.

M. l'abbé D..., curé dans le département du Loiret, âgé de 47 ans.

Son père est asthmatique; son frère et sa sœur ont eu plusieurs coliques néphrétiques.

Très-sujet aux épistaxis dans son enfance, M. D.... a beaucoup souffert de migraines au séminaire, jusqu'à l'apparition d'hémorrhoïdes fluentes qui les ont atténuées.

Depuis une vingtaine d'années, gêne habituelle dans la région des reins; la commune qu'habite M. D... étant très-humide, ses douleurs lombaires ont été attribuées à du rhumatisme, ainsi que quelques douleurs passagères dans les orteils.

Faisant peu d'exercice, doué d'un excellent appétit qu'il satisfait largement, M. l'abbé D... est devenu obèse. La pâtisserie tient une très-large part dans son alimentation, car à chaque cérémonie qu'il célèbre, baptême, mariage ou enterrement, les habitants de la commune lui témoignent leur reconnaissance en lui envoyant de gros gâteaux dont il est très-friand.

Les digestions sont généralement bonnes, cependant presque tous les trois mois surviennent des malaises gastriques terminés par des vomissements bilieux, sans que ces vomissements aient jamais été accompagnés de jaunisse.

Jamais d'affection pulmonaire grave, ni d'oppression, mais les rhumes sont fréquents, tenaces, avec tendance au catarrhe.

Par suite de sa vie sédentaire et de ses longues stations au confessionnal, M. D... a vu sa vessie devenir paresseuse ; le jet d'urine n'a pas de force.

En 1869, première colique néphrétique précédée pendant quelques jours de douleurs, aiguës mais courtes, dans les reins après chaque repas. Au début de la crise le médecin fait prendre un bain qui calme immédiatement la douleur; se croyant guéri, M. D... fait un repas copieux, après lequel les douleurs de reins reviennent beaucoup plus intenses, accompagnées de vomissements alimentaires et bilieux. Constipation, ténesme anal et vésical pendant trois jours. A la suite de cette crise émission de sables rouges, sans gravier. Huit jours après cette première colique, une seconde a lieu, moins forte, encore terminée par l'expulsion de sables rouges abondants. Après ces deux crises, M. l'abbé D... est envoyé à Vichy. Deux ou trois jours après le commencement du traitement, nouvelle colique néphrétique après laquelle, pour la première fois, se montre une grande sécheresse de la bouche, avec soif vive et polyurie; les urines n'ont pas été examinées. Ces symptômes durent peu, et dix-sept jours après, M. D... quitte Vichy en très-bon état. Depuis cette époque, pas de colique néphrétique jusqu'à l'été 1874, mais à plusieurs reprises douleurs de reins suivies chaque fois de soif, sécheresse de la bouche et polyurie et constamment soulagées par l'usage de l'eau de Vichy.

Après une courte colique néphrétique, en juillet 1874, suivie des mêmes symptômes, l'appétit devient plus impérieux, et le jeûne est difficilement supporté.

En avril 1875, après avoir eu froid aux pieds, douleurs de reins aiguës; des bains prolongés, pendant six ou huit heures, soulagent, mais n'enlèvent pas la douleur, qu'accompagnent des vomissements abondants. Cette crise dure six jours, sans qu'aucun sable ou gravier soit rendu; huit jours après, deuxième crise très-courte; puis une troisième plus aiguë quinze jours après la deuxième, elle dure vingt-quatre heures et se termine par l'expulsion d'une grande quantité de sables rouges.

Le 8 juillet 1875, à son arrivée à Contrexéville,

M. l'abbé D... a toutes les apparences d'une santé florissante ; son teint est coloré, frais ; il a une grande tendance à l'obésité. Le foie, le cœur, sont normaux, ainsi que la poitrine ; la soif est restée vive, la bouche habituellement sèche, et les besoins d'uriner fréquents, surtout la nuit. L'orteil droit est douloureux et un peu rouge.

Examen des urines du matin, 9 juillet : Densité, 1030 ; R. acide ; pas d'albumine ; par la potasse, coloration en brun acajou-clair ; noire par le bismuth et la potasse ; réduction de la liqueur de Fehling ; dépôt abondant condensé, d'un rouge oranger, composé de nombreux cristaux d'acide urique, de cristaux octaédriques d'oxalate de chaux volumineux et d'urate amorphe de soude.

Après huit jours de traitement, consistant en douches et en boisson à la source du pavillon, la soif avait disparu, ainsi que les besoins d'uriner la nuit ; l'orteil n'était plus douloureux. Cette amélioration concorde avec l'état des urines.

Examen des urines du 17 juillet : Densité, 1020 ; R. acide ; pas de traces de glycose par les réactifs employés précédemment. Dépôt analogue au précédent.

J'avais dit à M. l'abbé D... que l'abus de la pâtisserie pouvait lui être nuisible, et pendant ces huit jours, tout en mangeant du pain avec réserve, il s'était abstenu de gâteaux et de fruits, ainsi que de plats sucrés.

Après le résultat négatif du 17 juillet, il crut, malgré mes avis, pouvoir revenir à son ancien régime, et quelques jours après je constatais de nouveau la présence du sucre dans ses urines.

Examen des urines du 23 juillet : Densité, 1023 ; R. acide ; légère coloration ambrée par la potasse ; le

BIBLIOTHÈQUE NATIONALE R.F. IMPRIMÉS

bismuth et la potasse donnent une coloration grise ; dépôt encore très-abondant d'acide urique et d'oxalate de chaux. La soif et les besoins d'uriner n'ont pas reparu.

Examen des urines du 28 juillet : Densité, 1020 ; pas traces de glycose ; dépôt assez abondant jaune clair, formé de cristaux d'acide urique petits, minces, réguliers, de quelques cristaux rares d'oxalate de chaux et d'urate amorphe de soude.

J'engageai M. l'abbé D... à réformer entièrement son hygiène, à supprimer l'abus des féculents et des sucreries, à faire de l'exercice et à surveiller lui-même l'état de ses urines. pour se mettre aux alcalins s'il y avait indication.

Observation IV.

Double hérédité goutteuse chez les ascendants paternels et maternels ; angines et migraines dans l'enfance et l'adolescence ; névralgies faciales ; hémorrhoïdes non fluentes ; goutte articulaire depuis l'âge de 35 ans ; accès éloignés, francs et courts; dernier accès de goutte en avril 1875 ; glycosurie passagère constatée en août 1875.

M. P., âgé de 52 ans, employé supérieur dans une grande administration, mène une vie sédentaire, qui a favorisé chez lui le développement de la diathèse goutteuse, à laquelle il était prédisposé par une double hérédité : son grand-père paternel, quoique goutteux, a vécu jusqu'à 97 ans, mais son père est mort à 44 ans d'une goutte remontée ; sa mère et une tante sont goutteuses et ont les mains déformées par des tophus.

Dans sa première enfance, M. P. a été très-sujet aux angines, qui ont bientôt fait place aux migraines. Celles-ci très-fréquentes dès le collége, se reproduisent avec une certaine périodicité jusqu'à l'âge mûr ; remplacées à 21 ans par des névralgies faciales très-douloureuses, elles reparaissent après la guérison de celles-ci et durent jusqu'à 35 ans, époque à laquelle elles cessent définitivement, au moment où la goutte articulaire fait son apparition. Depuis lors, les accès de goutte se sont reproduits de loin en loin, et ont porté exclusivement sur les orteils, les chevilles, le cou-de-pied ; jamais les deux pieds n'ont été envahis dans le même accès. Il y a deux ans, le genou droit a été pris seul ; quelquefois, le pouce de la main droite présente un peu de gonflement douloureux, sans avoir jusqu'à présent été le siége d'accidents aigus.

Voici comment mon savant maître, M. le Dr CAZALIS, en m'adressant M. P., s'exprimait à son égard : « M. P. « est goutteux ; les accès, francs du reste, sont modé- « rés presque tous, n'ont pas une durée trop grande et « ne laissent rien après eux. C'est de la goutte pure, « très-tolérable, mais qui gêne un homme très-occupé ; « il n'y a aucun inconvénient à en modérer les accès. »

Etat actuel le 15 août 1875 : M. P. a eu sa dernière attaque de goutte au mois d'avril dernier ; elle n'a rien offert de particulier et n'a laissé aucune trace ; la santé générale est excellente. M. P. est petit, gras, a le teint frais, son estomac est généralement bon, quoique des éructations acides indiquent, de temps en temps, un peu de dyspepsie acescente. Il y a un peu de constipation, et, depuis une dizaine d'années, des hémorrhoïdes non fluentes, plus gênantes que douloureuses. Les urines sont souvent sédimenteuses et laissent déposer des cristaux d'acide urique et de l'urate de soude. Jamais ni soif exagérée, ni polyurie ; rien au cœur, ni à la poitrine.

Examen des urines du 16 août : Densité, 1027; R. acide; par la potasse, coloration brun-acajou; noire, par la potasse et le bismuth; réduction de la liqueur de Fehling; pas de dépôt.

Après huit jours de traitement par l'eau du Pavillon, prise en boisson seulement, la glycose a entièrement disparu.

Examen des urines du 24 août : Densité, 1015; R. acide; pas trace de glycose par les réactifs employés la première fois; dépôt léger, jaune-clair formé de cristaux d'acide urique et d'urate amorphe de soude.

Examen des urines du 5 septembre : Densité, 1018; R. acide; pas de glycose; dépôt nuageux bien rassemblé, jaune-clair, formé de cristaux octaédriques d'oxalate de chaux et de cristaux d'acide urique.

M. P. n'a modifié en rien son régime alimentaire pendant son séjour à Contrexéville et n'a pas même su que ses urines renfermaient du sucre lors de son arrivée.

Observation V.

Symptômes cardiaques, puis laryngés; douleurs goutteuses dans les orteils et les mains; dyspepsie gastro-intestinale; névralgie vésicale; lumbago; colique néphrétique en 1874; glycosurie passagère en 1875.

M. l'abbé R., de Troyes, âgé de 55 ans, a toujours été souffreteux. La vie du séminaire l'a beaucoup fatigué et le jeûne, en particulier, était mal supporté. Il a éprouvé, à une certaine époque, des palpitations, avec anxiété précordiale, qui avaient fait craindre une maladie organique du cœur. Plus tard, à la suite d'excès de prédication, survinrent des douleurs de larynx avec aphonie et oppression; on crut à un début de phthisie.

Cet état s'améliora à Cauterets, et à la suite de cette saison des douleurs apparurent dans les doigts des mains et dans les orteils. Ces douleurs ne persistèrent pas, et bientôt ce fut du côté du tube digestif que des troubles éclatèrent, sous forme de dyspepsie gastro-intestinale, constipation, pesanteurs d'estomac, lenteur des digestions; puis, il y a quatre ans, ce furent des douleurs de vessie avec ténesme, qui venues subitement, disparurent de même après une grande marche. Enfin, il y a trois ans, survint un lumbago très-douloureux qui rendait la marche et la station verticale presque impossibles, et résista à une saison de Plombières, en 1873.

Pendant l'hiver de 1874, la douleur se localisa dans le rein gauche et les urines devinrent sédimenteuses. Enfin, au mois de juillet 1874, tous ces symptômes s'amendèrent, après une colique néphrétique de quatorze heures, suivie d'expulsion de sables rouges.

Une saison, faite à Contrexéville en août et septembre 1874, consolida cette amélioration. Les urines, examinées à plusieurs reprises à cette époque, ne présentèrent jamais autre chose que des dépôts d'acide urique et d'urate de soude. Leur densité était normale : ni sucre, ni albumine. De nouvelles douleurs de reins s'étant fait sentir au printemps de 1875, M. l'abbé R. revint à Contrexéville au commencement d'août.

Examen des urines du 6 août. Densité 1031. R. acide. Par la chaux et par la potasse coloration brun foncé, noire par la potasse et le bismuth. Réduction de la liqueur de Fehling. Pas d'albumine. Dépôt abondant, rouge oranger, formé de nombreux cristaux d'acide urique.

M. l'abbé R. m'affirme qu'il n'éprouve aucune soif exagérée, et que ses besoins d'uriner ne sont pas plus fréquents que par le passé ; il se sent au contraire plus fort et bien mieux portant que les autres années. — Traitement : douches quotidiennes tièdes sur les reins, et froides sur tout le corps. Eau du Pavillon en boisson. Aucune modification du régime alimentaire.

Examen des urines du 13 août. Densité 1023. R. acide. Pas traces de sucre. Dépôt considérable de cristaux d'acide urique.

Examen des urines du 23 août. Densité 1023. R. acide. Pas de sucre. Dépôt peu abondant jaune pâle, rouge au fond, formé exclusivement de cristaux d'acide urique, les uns minces et pâles, les autres épais et plus colorés.

Observation VI.

Plusieurs générations de goutteux chez les ascendants ; sœur goutteuse ; fils et neveux goutteux ; angines tonsillaires fréquentes dans la jeunesse ; asthme nerveux depuis 36 ans jusqu'à 56 ans ; emphysème pulmonaire ; glycosurie constatée pour la première fois en 1871 ; guérison par le régime ; plusieurs rechutes ; refroidissement. Albuminurie. Mort subite en 1876.

M. X. est arrivé à l'âge de 75 ans sans avoir jamais eu la goutte articulaire, mais son grand-père, très-goutteux, a succombé à 74 ans à un accès de goutte remontée à l'estomac ; son père, goutteux aussi, malgré une sobriété et une activité remarquables, est mort à 77 ans d'un catarrhe pulmonaire ; une de ses sœurs a la goutte franchement articulaire et très-aiguë dans ses manifestations, après avoir eu, dans sa jeunesse, plusieurs manifestations goutteuses viscérales et avoir rendu du sable rouge dans son enfance. Un de ses fils, fréquemment atteint de dyspepsie flatulente, a eu plusieurs coliques néphrétiques et du prurigo arthritique. Un autre fils a eu plusieurs hydarthroses, est hémorrhoïdaire, a eu quelques douleurs dans les orteils et les doigts des mains, et, il y a quelques années, a eu un véritable accès de furoncles et d'anthrax uriques qui a duré trois mois. En outre, ses deux neveux sont goutteux, l'un obèse, l'autre graveleux. On ne peut donc mettre en doute que M. X. ne soit un goutteux, malgré l'absence de toute manifestation articulaire chez lui. D'une excellente santé dans sa jeunesse, il a eu seulement quelquefois des angines qui laissaient après elles du gonflement du pharynx et de la surdité par obstruction de la trompe d'Eustache. A l'âge de 36 ans, première crise d'asthme nerveux survenue pendant un voyage au Hâvre. A 42 ans, deuxième crise survenue à Trouville et forçant à quitter ce séjour après trois jours de souffrances. Pendant une vingtaine d'années, les crises d'asthme sont revenues fréquemment, surtout lorsque M. X. se rapprochait de l'Océan ou qu'il habitait à proximité des bois. Le voisinage de la Méditerranée ne produisait pas le même effet que celui de l'Océan. Les crises, très-violentes et horriblement pénibles, étaient à peine soulagées par la fumée de stramonium; les veines étaient saillantes, les lèvres cyanosées, les yeux saillants, il semblait que l'asphyxie fût imminente. L'asthme a toujours été sec, la sibilance s'entendait de loin et jamais il n'y a eu ni toux ni expectoration.

En 1856, M. le professeur Gubler, consulté, conseilla une cure aux eaux de Cauterets, où la guérison, obtenue radicalement et définitivement, fut consolidée par une seconde saison en 1857. Depuis cette époque, il n'y eut plus d'accès d'asthme, mais les nombreux accès antérieurs avaient amené de l'emphysème pulmonaire et la respiration est restée poussive.

L'oppression est surtout marquée après les repas. M. X., qui depuis longtemps a substitué le tabac au stramonium, soulage cette dyspnée en fumant un cigare ou une pipe après chaque repas. Pendant le siége de Paris, M. X. a beaucoup souffert moralement et physiquement. Le bombardement l'a obligé de passer plusieurs nuits dans une cave humide, où il s'est enrhumé; plusieurs obus sont tombés sur la maison qu'il habitait. C'est alors qu'à la prostration morale vint s'ajouter une grande faiblesse musculaire, un dépérissement rapide, un amaigrissement considérable et une toux inquiétante. Il survint de l'embarras gastrique, des vomissements bilieux, avec sécheresse de la bouche, soif intense et polyurie. Les urines, examinées, furent trouvées très-riches en glycose; elles en renfermaient environ 30 grammes par litre, et 4 litres au moins étaient rendus dans les vingt-quatre heures; elles étaient en outre légèrement albumineuses, ce qui pour M. le professeur Bouchardat indiquait que le diabète était déjà ancien et qu'il s'était seulement exagéré, par suite des mauvaises conditions morales et hygiéniques auxquelles M. X. avait été soumis, pendant les cinq mois du siége. Ayant pu quitter Paris après le 18 mars, M. X., grâce à un bon régime alimentaire, à l'abstention absolue des féculents et à la tranquillité de la vie de province, se remit rapidement et alla consolider sa guérison à Vichy l'année suivante.

Depuis cette époque, le régime sévère a pu être abandonné sans inconvénients; cependant, à plusieurs reprises, on a dû y revenir à cause du retour de la glycosurie, qui toujours s'accompagnait des symptômes généraux d'affaiblissement musculaire et d'amaigrissement.

Au printemps de 1875, M. X. fut effrayé, un matin en se réveillant, de voir les objets doubles, ce qui lui occasionna des vertiges dont il ne put se débarrasser qu'en fermant un œil. M. le professeur GUBLER et le Dr PANAS, appelés aussitôt, constatèrent un double strabisme qu'ils attribuèrent à une très-légère hémorrhagie cérébrale due vraisemblablement à la rupture d'une artériole ossifiée. L'examen du cœur fit constater un bruit de souffle assez intense, au premier temps, se propageant dans l'aorte et causé par l'incrustation de l'origine de cette artère légèrement rétrécie, mais sans insuffisance. L'incertitude de la marche et la titubation étaient causées par la diplopie, car il suffisait de fermer l'un ou l'autre des yeux pour faire cesser ces symptômes pénibles. L'intelligence resta parfaite et il n'y eut aucuns symptômes généraux. A cette époque, les urines examinées ne renfermaient pas de sucre.

Progressivement les symptômes oculaires se dissipèrent, et la diplopie ne pouvait être produite qu'en regardant de côté d'une manière exagérée.

Pendant l'été, M. X. se laissa aller à manger quelques fruits, dont il s'était abstenu depuis longtemps, en même temps il mangeait du pain et des pommes de terre. Il est probable qu'immédiatement le sucre se reproduisit et passa dans les urines, car voici le résultat d'une analyse que j'ai faite le 21 septembre 1875, à Contrexéville : quantité d'urine rendue dans les vingt-quatre heures, 1750 grammes. Densité 1028, réaction acide.

Quantité de glycose, 43 gr. 75 (soit 25 gr. par litre) pour 24 heures. Un coup reçu à la jambe, à ce moment, amena une excoriation qui s'ulcéra et dont la guérison, très-lente, ne fut obtenue qu'après la disparition presque complète du sucre des urines.

Dernièrement il n'y en avait plus que des traces, mais la petite quantité d'albumine persistait, quand M. X. ayant pris froid pendant un des jours les plus rigoureux de l'hiver, contracta une bronchite qui immédiatement fut accompagnée d'un affaiblissement général considérable. Les urines examinées furent trouvées très-albumineuses et très-riches en glycose. — Malgré l'abstention immédiate de tout féculent et le retour à un peu d'eau de Vichy, la glycosurie qui, en général, cédait rapidement au régime, ne fut cette fois pas modifiée. — Les forces déclinèrent rapidement, il survint de l'œdème des paupières et des mains et une grande tendance à l'assoupissement. — L'intelligence restait parfaitement lucide, l'appétit était nul, mais la soif, très-vive, était difficilement satisfaite. L'oppression était considérable, car à l'emphysème habituel était venue se joindre une congestion des bronches surtout du côté gauche. — Les besoins d'uriner étaient fréquents et M. X. se relevait environ toutes les deux heures, la nuit, pour uriner.

Une nuit, après avoir dormi deux heures d'un sommeil très-calme, il se releva pour uriner, et à peine remis au lit, il fut pris d'une faiblesse et succomba subitement sans agonie, probablement à une syncope, n'ayant pas été alité un seul instant pendant cette maladie, qui ne dura qu'une dizaine de jours.

Il nous reste maintenant à examiner quels rapports existent entre les conditions qui amènent l'*uricémie*, premier terme de la goutte et de la gravelle, et celles qui déterminent la *glycoémie* d'où procède la glycosurie passagère ou durable.

Pour que la vie s'accomplisse normalement, il faut que les emprunts et les restitutions que le corps fait au monde extérieur aient lieu régulièrement et dans des proportions convenables, autrement dit que la recette et la dépense soient bien équilibrées.

Or, cette recette, ces emprunts se font par le moyen des aliments dont les uns, très-nourrissants, composés d'azote, d'oxygène, d'hydrogène et de carbone, se nomment aliments quaternaires ou plastiques, tandis que les autres composés seulement d'oxygène, d'hydrogène et de carbone sont les aliments ternaires, hydro-carbonés, calorifiques ou respiratoires.

Les fonctions de digestion préparent les aliments à être absorbés; puis, grâce à la circulation, ils sont portés dans toutes les parties du corps où il sont brûlés par l'oxygène absorbé dans l'acte de la respiration. De cet ensemble de fonctions résulte l'assimilation ou réparation de l'organisme ; ce qui reste après ce travail réparateur doit être éliminé par les sécrétions urinaire, hépatique, cutanée, intestinale et par le poumon ; ce sont les produits de désassimilation.

La digestion des aliments *quaternaires*, fournis surtout par les animaux (fibrine, albumine, caséine), s'opère dans l'estomac. Le résultat ultime de leurs transformations varie suivant que leur combustion a été complète, c'est alors l'*Urée*, ou incomplète, c'est l'acide *urique*, auxquels se joignent d'autres produits destinés à être, avec eux, éliminés par les urines ; d'autres résidus de la combustion des aliments quaternaires sont éliminés par a bile, la sueur et les fèces.

La digestion des aliments ternaires, fournis surtout par le règne végétal (huile, fécule ou amidon et sucre) et par les animaux (huiles et graisses), s'opère principalement dans l'intestin. C'est là que les graisses sont émulsionnées et les fécules transformées en dextrine puis en glycose. Cette transformation s'opère lentement et l'absorption par les chylifères conduit au sang le sucre normal et la graisse qui, portés au poumon et dans les capillaires, y sont brûlés en produisant comme résidus de l'acide carbonique et de l'eau.

Il y a donc un état normal, physiologique, d'*uricémie* résultant de la digestion des aliments azotés et un état également normal et physiologique de *glycoémie* résultant de la digestion des aliments amylacés, et de *piarrhémie* résultant de la digestion des matières grasses.

Si maintenant chez un individu prédisposé par l'hérédité (car ici nous pouvons dire ce que Ricord disait de la syphilis : n'a pas la goutte, ni le diabète qui veut) on suppose :

1° Que la recette l'emporte beaucoup sur la dépense, par une alimentation exagérée jointe à une vie sédentaire, molle, ou occupée par des travaux de cabinet, par un travail intellectuel soutenu et absorbant, comme c'est le cas des savants, des hommes politiques, des gens de bureau;

2° Ou bien qu'il existe un état dyspeptique qui amène une élaboration insuffisante ou vicieuse des aliments (si l'estomac, par exemple, digère l'amidon et le transforme en glycose);

3° Que ce soit enfin les poumons ou le cœur qui fonctionnent mal et ne permettent pas l'oxidation complète des matériaux combustibles;

On pourra chez cet individu (par le même procédé, c'est-à-dire par augmentation dans le sang et accumulation au delà de la proportion normale), s'il s'agit des résidus de l'alimentation azotée, voir survenir la *goutte* et la *gravelle,* s'il s'agit des résidus de l'alimentation grasse ou amylacée, l'*obésité* ou le *diabète*.

Un argument sur lequel MARCHAL DE CALVI a insisté, avec raison, pour prouver l'analogie des deux états morbides que j'étudie, c'est le rôle que joue la peau dans l'élimination des principes uriques et des principes sucrés.

Dans le diabète comme dans la goutte, on voit survenir des éruptions variées, des furoncles et des anthrax qui témoignent d'une tendance à l'élimination par la peau du poison urique ou sucré.

Maintenant en terminant, dirai-je, comme MARCHAL DE CALVI, que la majorité des goutteux sont diabétiques? Non, pas plus que je ne dirais que la plupart des goutteux ont des accidents de goutte viscérale. Mais je suis convaincu que la glycosurie peut avoir une origine goutteuse, et j'espère que les observations que j'ai rapportées plus haut pourront amener à partager ma conviction, car dans presque tous nous voyons l'hérédité goutteuse bien manifeste ; dans la plupart, des accidents de gravelle urique, de goutte articulaire ou d'asthme goutteux, ont précédé la glycosurie qui s'est montrée à nous, en dehors de tout accès de goutte aiguë, dans trois cas d'une manière durable et prolongée, tandis que dans les autres trois cas la glycosurie a disparu promptement. — Bien souvent le diabète n'est reconnu que lorsqu'il est devenu grave, et probablement avant d'en arriver aux accidents de polyurie, de boulimie, de soif intense et d'émaciation, il a commencé par être passager et latent. Il peut alors être méconnu et nié même par les personnes averties du résultat fourni par des analyses antérieures. C'était l'opinion de MARCHAL DE CALVI, qui rapporte, dans son traité des accidents diabétiques, une observation qui m'a toujours beaucoup frappé et que je veux citer en terminant.

QUATRIÈME FAIT DE M. MUSSET

Diabète (1), sphacèle des deux pieds.

Me promenant, l'an passé, avec mon confrère le Dr SOUBIE, médecin à Libourne, la conversation nous conduisit sur le terrain de la coïncidence du diabète et de la gangrène. — Sachant qu'à ce moment il existait en ville un malade atteint de cette dernière affection, je le priai de vouloir bien s'assurer, par l'intermédiaire du médecin traitant, de la qualité des urines. Je fus à la fois surpris et satisfait d'apprendre par mon confrère qu'il avait traité, trois ans auparavant, ce même malade pour un diabète des mieux caractérisés. Sur ma demande il rédigea la note suivante :

« M. D. était atteint de diabète depuis 5 à 6 ans, lorsqu'il réclama mes soins. Un traitement tonique et astringent fit disparaître la matière sucrée dans l'espace de douze jours, mais par suite des conseils d'un médecin de Bordeaux, qui ne voulut pas croire à ce diabète, à cause de la disparition du sucre, M. D. abandonna son traitement qui ne lui convenait déjà pas beaucoup ; le sucre reparut 15 jours après. Alors M. D. se remit à son premier traitement, mais d'une manière très-imparfaite, et trois mois après il existait encore des traces de sucre dans l'urine, sucre qui augmentait ou diminuait selon que le malade mangeait plus ou moins de pain. C'était

(1) Marchal de Calvi, page 178. Recherches sur les accidents diabétiques.

un grand mangeur de soupe et il n'aimait pas à s'en priver. C'est en 1854 que ces faits se passaient et c'est deux ans et demi après que M. D. succomba à une gangrène spontanée des deux pieds. »

Marchal de Calvi ajoute : On a lieu de supposer que si le traitement prescrit par M. Soubie avait été continué, la gangrène aurait été conjurée ou retardée et moins grave. Le médecin qui refusa de croire au diabète, parce qu'il n'y avait plus de sucre dans les urines et qui dissuada le malade, a commis une lourde faute.

R.F. BIBLIOTHÈQUE NATIONALE IMPRIMÉS

Paris. — Typ. Parent, rue Monsieur-le-Prince, 29-31

191

www.ingramcontent.com/pod-product-compliance
Ingram Content Group UK Ltd.
Pitfield, Milton Keynes, MK11 3LW, UK
UKHW020439220726
13923UKWH00005B/2222

9 782019 638962